PROPHYLAXIE

DE LA

TUBERCULOSE PULMONAIRE

DIATHÈSE CONSOMPTIVE

PAR

LE Dr JOSEPH TÉTAU

Ancien interne des Hôpitaux de Nantes
Académie de Médecine (médaille de bronze 1901)

G · G

ANGERS
GERMAIN & G. GRASSIN, IMPRIMEURS-LIBRAIRES
40, rue du Cornet et rue Saint-Laud

1902

PROPHYLAXIE

DE LA

TUBERCULOSE PULMONAIRE

DIATHÈSE CONSOMPTIVE

PAR

LE Dr JOSEPH TÉTAU

Ancien interne des Hôpitaux de Nantes
Académie de Médecine (médaille de bronze 1901)

G · G

ANGERS

GERMAIN & G. GRASSIN, IMPRIMEURS-LIBRAIRES
40, rue du Cornet et rue Saint-Laud

1902

PROPHYLAXIE

DE LA

TUBERCULOSE PULMONAIRE

DIATHÈSE CONSOMPTIVE

Préliminaires

La nutrition, dit Bouchard, « c'est la vie avec son double mouvement d'assimilation et de désassimilation, de création et de destruction (1) ».

Ce double phénomène, qui s'accomplit simultanément et parallèlement, à l'état normal, dans l'intimité des tissus, ne présente pas une intensité et une rapidité constamment égales. Il y a des variations normales de la nutrition, et, suivant que l'un ou l'autre de ces phénomènes prédomine, il y a exagération ou insuffisance.

La santé, pour être parfaite, demande l'équilibre harmonieux des fonctions des organes. Si cet équilibre n'existe pas ou s'il disparaît, c'est qu'il se produit un trouble dans les mutations nutritives, et ce trouble, qui, dans sa plus haute expression, dépend

(1) Ch. Bouchard, *Maladies par relentissement de la nutrition*, 2e Edition, 1885.

de la fonction vitale elle-même, crée ce qu'on appelle *une maladie de la nutrition.*

Si ces déviations sont persistantes, elles produisent chez l'individu un mode de vie propre, un tempérament particulier, un état diathésique spécial.

La diathèse, c'est, dit Bouchard, « un tempéra-« ment morbide créé par un trouble permanent des « mutations nutritives, qui prépare, provoque et « entretient soit diverses maladies à siège, symp-« tômes et processus pathologiques constants dans « leur essence, mais variables dans leur intensité, « soit seulement une prédisposition vers ces mêmes « maladies; *c'est, en un mot, un tempérament à pré-« dispositions morbides* (1) ».

Jusqu'ici, on ne s'est guère occupé que des maladies par ralentissement de la nutrition, et l'on a désigné les différents états pathologiques produits par ce phénomène sous le nom général d'arthritisme (Bouchard), d'herpétisme (Lancereaux).

Mais, s'il y a une nutrition retardante, caractérisée par une assimilation relativement facile et une désassimilation insuffisante, se manifestant par un ralentissement des combustions et par des réactions organiques, chimiques et vitales, trop peu actives, nous nous proposons de montrer qu'il existe un état diathésique inverse, caractérisé par une assimilation trop souvent insuffisante et une désassimilation trop active, se manifestant par une augmentation des combustions et par des réactions organiques, chimiques et vitales exagérées. C'est cet état dia-

(1) *Traité de médecine*, Charcot-Bouchard, 1891 Tome I, page 246.

thésique que nous désignerons sous le nom de *diathèse consomptive.*

Définition

La consomption, ou diathèse consomptive, est une maladie de la nutrition, névrose héréditaire ou acquise, caractérisée par une suractivité des combustions produites par des réactions organiques, chimiques et vitales exagérées.

C'est une affection *essentielle et intrinsèque*; et ce défaut d'équilibre des fonctions nutritives, généralisé à toute l'économie, ne peut venir que d'un trouble du régulateur de la nutrition, du système nerveux.

Généralités

Héréditaire, cette maladie peut exister à l'état latent quand l'apport suffit à réparer les pertes de l'organisme.

Héréditaire ou acquise, elle existe à l'état actif quand, l'apport ne suffisant plus à réparer ces pertes, l'organisme se consume lui-même en brûlant et éliminant de sa propre substance.

Ces réactions organiques, chimiques et vitales exagérées se reconnaissent :

1° Quand, d'une façon permanente, après l'ingestion d'une quantité déterminée d'aliments, l'organisme met un temps moins considérable qu'à l'état normal pour revenir à son poids primitif.

2° Quand, dans les excretas, il y a augmentation des sels par rapport à la quantité de principes immédiats pris dans la ration d'entretien.

3° Quand, malgré la ration normale, il y a diminution dans le poids du corps.

4° Quand on voit apparaître dans les urines une plus grande quantité de chlorures et de phosphates.

5° Quand la température, sans autres troubles apparents de la santé, se maintient dans une moyenne oscillant aux environs de 37°5 (1).

6° Quand il y a augmentation dans le rayonnement calorique de l'individu (2).

7° Quand il y a augmentation des échanges respiratoires, absorption plus considérable d'oxygène et élimination plus abondante d'acide carbonique (3).

8° Quand, malgré la ration normale, pendant l'adolescence et la croissance, il n'y a pas augmentation dans le poids du corps.

9° Quand surtout il y a *amaigrissement progressif,* coïncidant soit avec une *température moyenne élevée* continue, soit avec un *rayonnement calorique supérieur* à l'état normal.

(1) Docteur Tétau, *Méthode de diagnostic précoce du terrain de prédisposition à la tuberculose pulmonaire, par l'étude de la température moyenne de l'homme.* (*Bulletin de la société de thérapeutique de Paris*, n° 8, mai 1901; n° 10, juin 1901.)

(2) Leduc, de Nantes, *Courbes d'ascension thermométrique.* (*Compte rendu de l'académie des sciences*, 25 mars 1901.)

(3) Albert Robin et Maurice Binet, *Condition et diagnostic du terrain de la tuberculose pulmonaire.* (*Bulletin médical,* n° 22, mars 1901; n° 7, janvier 1902.)

De sorte que le sujet atteint de diathèse consomptive présentera d'une façon *constante* une désassimilation intense, un manque de développement du corps, un amaigrissement progressif, une perte plus abondante de principes immédiats, le tout produit par *une exagération des combustions organiques* rendue physiquement sensible soit par l'analyse des échanges respiratoires soit *par l'observation des variations de chaleur* qui en résultent.

La chaleur animale étant en somme la manifestation physique et palpable des réactions organiques, chimiques et vitales, qui se passent en nous, elle présentera des variations suivant que ces réactions seront plus ou moins actives. On sait, en effet que la quantité de calories produite par l'organisme humain varie au mouvement et au repos, passe de 112 calories à l'heure au repos à 217 pendant le mouvement (Hirn) et tombe à 36 pendant le sommeil (Helmholtz). En moyenne 3.000 calories en 24 heures avec une température moyenne de 37° sous l'aisselle (1).

Pour connaître l'activité des combustions organiques, on prend donc la température moyenne du sujet en observation : pour cela, on prendra pendant quelques jours sa température auxillaire, le matin à 7 heures et le soir à 5 heures, à condition toutefois qu'il ne modifie en rien ses habitudes ni son genre de vie. On divise le total de toutes ces températures par la quantité de fois que l'on a mis le thermomètre et le quotient donne le chiffre cherché.

(1) Mathias Duval, *Traité de physiologie*, 6e édition, page 450.

Nos observations nombreuses nous ont montré que trois cas peuvent se présenter.

1er cas. Celui où la température moyenne se maintient aux environs de 37°5 et au-dessus.

2e cas. Celui où elle reste aux environs de 37°.

3e cas Celui où elle demeure au-dessous de 37°.

D'une façon générale, l'intensité des combustions organiques augmente avec la température. Toutefois, comme celle-ci n'indique ici que le *degré de chaleur* de l'individu, et non la *quantité de chaleur* produite dans un temps donné, il peut se faire parfois que certains sujets aient des combustions exagérées même avec une température inférieure à 37° Aussi, pour éviter et corriger cette erreur, doit-on tenir compte du pouvoir diathermane de la peau, c'est-à-dire de la *vitesse d'ascension* due à la rapidité avec laquelle la chaleur du corps est cédée au milieu ambiant. Cette vitesse de rayonnement est dépendante du plus ou moins d'épaisseur du panicule graisseux et de l'état de vaso-dilatation des vaisseaux de la peau. Dans ce cas, la chaleur se diffusant trop vite pour que la température du corps s'élève, la hauteur thermométrique n'indiquera qu'imparfaitement l'intensité des combustions organiques ; mais en revanche cette diminution de hauteur sera compensée par une rapidité plus grande dans la vitesse ascensionnelle de la colonne mercurielle.

L'observation simultanée de ces deux phénomènes donnera *une résultante absolument exacte.*

Nous insistons sur ces phénomènes caloriques, car ils nous seront d'un précieux concours pour la ymptomatologie, le diagnostic et le pronostic.

Nous allons faire connaître brièvement le procédé que nous employons.

Mesure de l'intensité des combustions organiques par la thermométrie

Deux instruments sont nécessaires :

1° Un *thermomètre* à maxima, à la minute, gradué en dixièmes de degré et qui donnera le *degré de chaleur* du corps.

2° Un *thermoréomètre,* dont nous allons donner la description et qui servira à faire connaître la *déperdition de la chaleur* du corps, déperdition rendue sensible par la hauteur de la colonne mercurielle au-dessus de 20°, atteinte dans l'unité de temps (la minute).

Nous désignons cet instrument sous le nom de *thermoréomètre,* mot qui indique son usage (θερμός chaleur, ρέω je coule, courant, μέτρον mesure) (1).

Il se compose d'un réservoir à fond plat de un centimètre carré de surface, surmonté d'une tige graduée en dixièmes de degré de 10° à 50°, et à colonne mercurielle mobile.

Partant donc de ce fait que la chaleur animale est produite par les combustions organiques, elle variera suivant que ces dernières seront plus ou moins actives.

(1) On trouve cet instrument chez Chazal, fabricant d'instruments de chirurgie, 21, rue Monsieur le Prince, Paris.

1. A intensité de combustions égales, plus sera grande la déperdition de chaleur, plus la température s'abaissera et réciproquement : ce que nous pouvons exprimer par la formule suivante, en désignant par I l'intensité des combustions organiques, T, t la température plus ou moins élevée du corps, V et v la vitesse de déperdition de chaleur :

$$I = T + v \text{ ou } I = t + V$$

ou en chiffres, d'après les températures et la vitesse ascensionnelle de la colonne de mercure :

1er cas : T 36°,2 + v (nombre de dixièmes de degré au-dessus de 20°) 88 = I 450.

2e cas : t 35°,4 + V 96 = I 450.

Ce qui indique que deux individus à température axillaire différente mais à déperdition de chaleur inversement proportionnelle à ces températures peuvent présenter la même intensité de combustions organiques, en un mot avoir un mode de vie identique.

2. A intensité de combustions variables peut correspondre une température identique, suivant le plus ou moins de déperdition de chaleur, ce qui peut s'exprimer par la formule suivante :

$$T = I - V \text{ ou } i - v$$

ou en chiffres, d'après les résultats obtenus :

1er cas : T 36°,2 = I 440 — V 78.

2e cas : T 36°,2 = i 435 — v 73.

Ce qui indique que deux individus de même température axillaire peuvent avoir des combustions organiques non semblables : ce qui prouve aussi que la température seule du corps est parfois impuissante à donner la mesure exacte de l'activité des réactions et qu'il est nécessaire, pour mesurer l'intensité des combustions, de tenir compte de ces deux phénomènes.

Sachant prendre la température axillaire, nous nous occuperons spécialement ici de la mesure du pouvoir diathermane de la peau.

On peut mesurer ce pouvoir en se basant sur la dilatation des corps par la chaleur : un corps se dilatant d'autant plus vite qu'on lui cède, dans un temps donné, une plus grande quantité de chaleur ; c'est d'après ce principe que la colonne mercurielle du thermoréomètre montera d'autant plus vite que la surface plane du réservoir recevra de la peau une plus ou moins rapide quantité de chaleur.

Principes de la thermoréométrie (1)

1) La vitesse d'ascension de la colonne mercurielle est en raison directe de l'activité du pouvoir diathermane de la peau, c'est-à-dire de la rapidité plus ou moins grande avec laquelle le corps cède la chaleur qu'il produit.

2) Pour une même personne la vitesse d'ascension va en diminuant à mesure que le maximum tend à se produire.

3) Cette vitesse est variable pour une même personne suivant les différents endroits du corps et les différentes heures de la journée et de la nuit, mais dans des limites peu étendues.

(1) Une partie de ces principes sont tirés de la communication du Dr Leduc à l'Académie des sciences : courbes d'ascension thermométrique, 23 mars 1901.

4) Cette vitesse est indépendante de la température du corps, ou du moins n'est pas en rapport avec cette température.

5) La vitesse ascensionnelle est proportionnelle à la surface de contact de l'instrument sur la peau.

Nous avons adopté, pour nos observations, un instrument à fond plat de un centimètre carré de surface afin que les résultats obtenus avec des instruments du même genre soient identiques. Nous avons fait graduer la tige en dixièmes de degré, pour que le chiffre ascensionnel obtenu soit de même nature que l'indication thermométrique et qu'ils puissent ainsi s'ajouter l'un à l'autre.

Pour comparer la vitesse ascensionnelle de différents sujets, il est nécessaire de faire partir l'observation thermoréométrique toujours d'une même température initiale. Nous avons adopté la vitesse ascensionnelle supérieure à 20°, afin que, été comme hiver, on puisse placer l'instrument dans ces conditions, soit en le chauffant légèrement pour lui faire atteindre cette température, soit en le refroidissant pour l'y faire descendre.

Nous avons adopté la minute comme unité de temps de la durée de l'observation et la fourchette du sternum comme emplacement de contact chez tous les sujets.

Nous plaçant donc, pour toutes nos observations, dans des conditions identiques, unité de temps, vitesse ascensionnelle supérieure à 20°, même point d'application, les chiffres que nous trouverons seront comparables entre eux.

L'intensité des combustions organiques pourra se mesurer en ajoutant à la température axillaire du corps, la vitesse d'ascension thermoréométrique exprimée en dixièmes de degré.

$$I = T + V$$

Technique opératoire : On place un thermomètre dans le creux axillaire et on note la température que l'on obtient, soit 36°8.

On place le thermoréomètre sur la fourchette du sternum, après avoir amené la colonne mercurielle à 20°, et l'on note à quelle hauteur, exprimée en dixièmes de degré, le mercure est monté en une minute, soit 29°5. On retranche les 200 dixièmes de degré antérieurs à l'observation, ce qui donne une vitesse ascensionnelle de 95 dixièmes. Il suffit alors d'additionner : 1er exemple. $T = 36°8$

	$V =$ 9°5
Intensité organique	463
2e exemple.	T 38°0
	V 11°8
Int. des combustions	498
3e exemple.	T 35°2
	V 7°2
Int. des combustions	424

Ce procédé est extrêmement rapide et à la portée de tout le monde, facile à la campagne au lit du malade ou dans le cabinet de consultation. Le résultat s'obtient en deux minutes, il serait difficile d'employer un laps de temps moins long.

Or, sur les nombreuses observations que nous avons prises sur différents sujets sains ou malades, aux différentes heures de la journée ou de la nuit, nous avons obtenu des résultats qui nous ont amené aux conclusions suivantes :

$T+V=430$ et au-dessous : combustions ralenties.
$T+V=430$ à 450 : combustions normales.
$T+V=450$ à 460 : combustions à tendances exagérées.
$T+\gamma=460$ et au-dessus : combustions exagérées.

Or, tous ceux qui, même avec les apparences de la santé, ont présenté un total inférieur à 430 avaient des signes évidents de ralentissement de la nutrition ou d'appauvrissement du sang : diabète, goutte, gravelle, obésité, anémie, cachexie cancéreuse, débilité sénile. Tous ceux, au contraire, qui ont présenté un total supérieur à 450 avaient des signes évidents de fatigue, courbature, faiblesse musculaire, inaptitude au travail physique, amaigrissement, essoufflement, en un mot présentaient tout ou partie des phénomènes de consomption qui font l'objet de ce travail, et cela d'autant plus que le chiffre tentait à s'élever davantage. C'était donc tous *des consomptifs*, et parmi eux, à côté des gens surmenés, se trouvaient les descendants de tuberculeux.

L'ensemble de cette étude semble donc bien nous prouver l'existence de la diathèse consomptive.

Historique

Nulle part nous n'avons trouvé, d'une façon bien nette, une vue d'ensemble sur cet état diathésique. Toutefois on semble depuis longtemps l'avoir soupçonné. Les recherches que nous avons faites sur les candidats à la tuberculose nous montrent que dans les esprits existe une idée tendant à admettre un certain mode d'être de l'individu aboutissant fréquemment à cette maladie.

Les anciens ont depuis longtemps décrit avec soin la constitution spéciale des tuberculisables, constitution reconnue, dit Arétée, à la blancheur de la peau, rougeur vive des pommettes, longueur et gracilité du cou, étroitesse de la poitrine avec saillie des omoplates *(scapulæ alatæ)*, rapidité de la croissance à l'époque de la puberté, amaigrissement parfois considérable, douceur du regard, longueur des cils et des poils, beauté morbide *(tabedorum facies amabilis)*. Mollière décrit une sorte de chlorose fébrile, assez fréquente selon lui, moins fréquente selon Hayem (1). Lorain signale le corps grêle et débile (l'infantilisme). — Romelaëre attribue à la diminution des chlorures une influence sur la réceptivité de la tuberculose. Guerder et Gautrelet constatent que, dans la période longue qui précède et prépare la tuberculose, il y a hyperexcrétion des chlorures urinaires, en un mot diabète chloru-

(1) Mollière, *De l'élévation de la température centrale dans la chlorose* (Société de Médecine de Lyon ; *Lyon médical*, p. 250, 10 décembre 1882 ; n° 6, 8 février 1885).

rique (1). Leduc, de Nantes, signale que les tuberculeux, même à l'état latent, ont un pouvoir diathermane de la peau plus considérable, c'est-à-dire que, dans un temps donné, ils émettent et perdent une plus grande quantité de calorique que des individus témoins, d'un tempérament différent, les arthritiques par exemple (2). Nous-même avons constaté une élévation de la température moyenne du corps, supérieure à la normale chez une certaine catégorie de sujets spécialement prédisposés à la tuberculose pulmonaire (3). Albert Robin et Maurice Binet montraient dernièrement que certains individus avaient des échanges respiratoires exagérés et émettaient dans l'expiration une plus grande quantité d'acide carbonique que des sujets témoins, et cela chez des gens indemnes de tuberculose et présentant toutes les apparences extérieures de la santé (4).

Mais personne que nous sachions n'a encore été jusqu'à prétendre à l'existence d'un tempérament morbide spécial présentant d'une façon constante ces divers phénomènes physiques et vitaux. Ce pas, nous l'avons franchi, et c'est cet état que nous décrivons sous le nom de *diathèse consomptive.*

(1) Charcot-Bouchard, *Traité de médecine,* t. IV, p. 490, 1893.

(2) Leduc, *loc. cit.*

(3) Tétau, *loc. cit.*

(4) Albert Robin et Maurice Binet, *loc. cit.*

Anatomie pathologique

D'autres mieux placés que nous pour ces études de laboratoire, seront à même d'analyser les différentes humeurs et sécrétions de l'économie. Nous ne ferons que mentionner ce qui est est connu et acquis jusqu'à présent.

Il existe d'une façon constante une hyperexcrétion des chlorures urinaires et une abondante élimination de phosphates. L'alcalinité du sang est augmentée dans de notables proportions. Les échanges respiratoires sont accrus, absorption plus considérable d'oxygène et élimination correspondante d'acide carbonique. Ce double phénomène a été mis en évidence par Albert Robin. Nous ferons remarquer qu'ayant été observé chez des gens absolument indemnes de tuberculose, on ne peut ne l'attribuer qu'à un trouble vital inhérent même à la diathèse ou au tempérament du sujet.

Symptômes

Les troubles de consomption se manifestent surtout dans l'adolescence et la jeunesse, entre 10 et 30 ans, à ce moment de la vie où les fonctions organiques sont les plus actives, à ce moment où chacun, obéissant à la loi naturelle de l'évolution, fait pour ainsi dire comme un redoublement d'effort pour croître, grandir, se développer. C'est alors, disons-nous, que la diathèse consomptive, qui, jusque-là, avait pu rester comme à l'état latent, se réveille au moindre ébralement de la santé, comme vers 40 ans, par un phénomène inverse, l'arthritisme apparaît avec son cortège de maladies par ralentissement de la nutrition.

La consomption se manifeste, dès le début, par des phénomènes de fatigue, lassitude, courbature, essoufflement, sueurs au moindre effort, besoin de s'asseoir, diminution dans l'appétit, inaptitude au travail physique et manuel, sensation de chaleur interne ; les malades se disent atteints de fièvre minante ; ils se trouvent bien au lit ou couchés dans une chaise longue ; les facultés intellectuelles sont intactes, même plus actives, mais rebelles à un travail soutenu (1).

A ce moment encore la diathèse peut n'être qu'à l'état latent ; mais, si les causes qui viennent de produire ces troubles incertains de la santé, persistent plus longtemps, alors apparaissent les phénomènes morbides que nous décrirons comme faisant partie de la diathèse passée à l'état actif. L'amaigrissement fait des progrès : le chimisme respiratoire va révéler une augmentation des échanges : absorption plus considérable d'oxygène avec émission plus grande d'acide carbonique. Le thermomètre lui-même, qui, au début, aura pu sensiblement donner la température normale, va graduellement s'élever de plusieurs dixièmes de degré à mesure que les phénomènes morbides feront des progrès ; il atteindra bientôt une élévation supérieure à la normale, dont la moyenne tendra à

(1) Dr Tétau, *Phtisie et tuberculose pulmonaire (Archives médicales d'Angers,* 20 novembre 1901, n° 11.

dépasser 37°5, et s'y maintiendra, à moins que le pouvoir diathermane de la peau ne vienne lutter contre cette augmentation de la chaleur interne qui, dans ce cas, se manifestera par un rayonnement calorique plus considérable de l'individu, rayonnement rendu palpable par la rapidité avec laquelle s'effectuera l'ascension de la colonne mercurielle pour atteindre son maximum, et nous aurons alors comme mesure de l'intensité des combustions organiques un total supérieur à 450. Ces troubles caloriques, indice indiscutable de combustions trop vives, dont le malade a conscience et qui se manifestent, même au toucher, par la sensation de chaleur intense que l'on éprouve à son contact, s'exagèrent encore sous l'influence de la marche, de l'effort, de la course, de jeux fatigants, et ce phénomène sera d'un précieux concours pour le diagnostic et le pronostic.

On constate également une augmentation dans la fréquence de la respiration, qui, de 18, chiffre normal, passe à 20, 22, 25 respirations à la minute. Les battements du cœur suivent la même graduation et de 76 pulsations passent à 80, 90 et même 100 à la minute, et cela déduction faite du nervosisme dans lequel la présence du médecin peut mettre le malade. On constatera aussi que le rapport entre le pouls et la respiration qui, à l'état normal, est 4 (pouls, 72; respiration, 18 = 4), tend à s'élever au-dessus de ce chiffre moyen, comme dans l'arthritisme, par un phénomène inverse, il tend à s'abaisser. Malgré cette sorte d'éréthisme cardaique, la

(1) Handford.

tension artérielle est abaissée (on sait que, dans l'arthritisme, la tension est augmentée) et « cet « abaissement qui, dans la phtisie pulmonaire, est « indépendant de la fièvre et des médications, « existe dès le début du mal, si bien que nous avons « pu nous demander si ce phénomène n'était pas « antérieur à la maladie et ne constituait pas un « des éléments de prédisposition (1) ».

Marche — Durée — Terminaison

Les phénomènes de consomption que nous venons de signaler peuvent exister à l'état latent, c'est-à-dire réduits à leur plus simple expression, lorsque l'individu atteint de ces troubles se met dans des conditions de vie spéciale, grâce auxquelles l'apport et le déchet peuvent être en équilibre par le repos, le genre de vie ou de profession ; mais ils se manifestent avec l'intensité que nous avons signalée sous l'influence de causes que nous décrirons à l'étiologie, et alors surviennent un épuisement extrême et un amaigrissement considérable. L'organisme est atteint de déchéance, qui aboutit tôt ou tard à l'éclosion d'une tuberculose pulmonaire à évolution rapide, tuberculose qui vient donner le dernier coup pour abattre un édifice chancelant et ébranlé de toute part, justifiant cette parole de Pidoux : « La tuberculose est une maladie qui finit ».

La durée de la diathèse peut être longue à l'état latent, parfois la vie entière avec de légères exacerbations ; mais quand, par suite du surmenage, de

(1) Marfan, (*Société de biologie,* 16 mai 1891.)

conditions hygiéniques mauvaises, d'une vie trop active, d'une alimentation insuffisante, de privations de toute sorte, apparaissent les symptômes aigus, la durée de la maladie, à moins d'un traitement rigoureux et suivi, ne semble pas, d'après nos observations personnelles, excéder une ou deux années : plus longue, quand le sujet vit dans un milieu sain, à l'air pur et vivifiant de la campagne ; plus courte, au milieu des agglomérations trop concentrées, à l'air corrompu et déjà respiré des villes, mais dans l'un et l'autre cas aboutissant fatalement, faute d'un traitement rationnel, à l'éclosion de la tuberculose dans les 9 dixièmes des cas. Car le bacille de la tuberculose est à cette diathèse ce que les microbes de la suppuration sont aux arthritiques.

Pronostic

Sans traitement, à l'état latent le pronostic est variable suivant le genre de vie du sujet ; à l'état aigu, il est pour ainsi dire fatal quand il y a hérédité paternelle et maternelle ; moins grave quand l'hérédité ne vient que du père ou de la mère ; moins grave encore mais sérieuse quand on ne trouve que de l'hérédité collatérale, oncle ou tante ; sérieux seulement quand ces troubles ne sont dus qu'à une cause étrangère n'ayant que secondairement influencé l'organisme ; toujours réservé dans l'adolescence et la jeunesse à cause de l'activité des réactions à cette époque de la vie ; diminuant de gravité à mesure que l'on avance en âge, à moins que des maladies antérieures n'aient déjà fortement ébranlé l'organisme.

***

A côté de ces considérations plus rationnelles que cliniques, nous devons placer les renseignements précieux que donne l'étude suivie de la température du sujet. Quand il y a hérédité directe, même à l'état latent, il y a presque constamment augmentation du pouvoir diathermane de la peau : sitôt les phénomènes aigus déclarés, la température est constamment élevée et tend à avoir une marche ascensionnelle continue pouvant aller parfois jusqu'à 39° et plus ; on aboutit dans ce cas à une granulée suraiguë. Quand l'hérédité est seulement collatérale, il n'y a souvent que des *poussées thermiques* pouvant durer 8 à 15 jours, mais cédant assez facilement même à de simples précautions hygiéniques : calme, repos, suralimentation. *Le pronostic sera donc d'autant plus grave et réservé que la température et la vitesse ascensionnelle tendront à s'élever, à s'y maintenir et se montrera rebelle aux médications.*

En résumé, tant que la mesure des intensités organiques reste bien au-dessus de 450, les malades n'accusent aucune amélioration malgré le traitement et les soins qu'on leur donne ; mais, sitôt qu'elle s'abaisse même légèrement, le mieux est nettement confirmé. Nous nous sommes plu bien des fois à prendre ainsi la mesure des réactions organiques du sujet avant tout interrogatoire : si nous constations un abaissement même de 2/10° de degré seulement, jamais les malades n'ont manqué de nous dire qu'ils se trouvaient mieux. Au-dessous de 450 ils ne se plaignent presque plus de rien, surtout *si, soumis à l'épreuve du travail, leur température ne tend pas à s'élever.*

On devra donc tenir compte, pour le pronostic :

1° de la température initiale au début du traitement; 2° de la rapidité d'abaissement que l'on obtient; 3° de la stabilité avec laquelle cet abaissement persiste même au travail.

Nous devons ajouter que le traitement a une influence considérable pour modifier cet état, et qu'il a d'autant plus d'action que, grâce à un diagnostic plus précoce, son application aura été plus prompte.

Diagnostic

Quand on trouvera l'ensemble des symptômes que nous avons décrits plus haut, il n'y aura pas de doutes sur la maladie dont est atteint le sujet, car *tout amaigrissement progressif coïncidant avec une exagération des combustions,* reconnue soit par l'analyse des échanges respiratoires, soit par l'étude de la température moyenne et l'augmentation du pouvoir diathermane de la peau donnant un total supérieur à 450, *est un indice certain de consomption active.*

A l'état latent, c'est-à-dire quand l'organisme ne présente encore qu'une simple tendance vers ces phénomènes morbides, le diagnostic, bien que plus délicat, est encore possible. C'est ici que l'aspect extérieur du sujet sera d'un bon secours : il y a pâleur des téguments avec coloration vive des muqueuses et des pommettes, la peau est chaude au toucher, indice d'une circulation périphérique active, les membres longs et grêles, la musculature peu développée, on sent les cordes tendineuses; la poitrine est étroite, l'appétit capricieux, la fatigue prompte à se faire sentir, le travail pénible et difficile ; l'aspect extérieur tout entier révèle un état chétif et malingre. Si ces signes ne paraissent pas suffisants, surtout quand l'hérédité fait défaut ou que les phénomènes caloriques ne se manifestent pas encore, faites *l'épreuve du travail*, ordonnez une marche, une course, un jeu bruyant, de façon à produire une fatigue corporelle rapide, et, alors, le sujet, dont l'organisme était comme à l'état de défense et la diathèse endormie, va présenter rapidement les symptômes de consomption active que l'élévation de la température et du pouvoir diathermane de la peau confirmera et prouvera d'une façon indiscutable.

On ne confondra donc pas la consomption avec l'inanition, bien que cette dernière puisse y conduire. L'amaigrissement, dans l'inanition, n'est pas dû à un défaut d'appétit, ni à un trouble d'absorption, mais à l'impossibilité d'y satisfaire; de plus, les combustions organiques sont ralenties, il y a abaissement, parfois considérable, de la température : 36°, 35°, et dininution de la vitesse ascensionnelle, ce qui est le contraire dans la consomption.

On ne confondra pas la consomption avec la cachexie. Cette dernière ne survient qu'à la suite de maladie de longue durée, produisant une émaciation du corps, avec teinte jaune, amaigrissement lent, épuisement extrême, le tout accompagné d'abaissement de température et d'un ralentissement des combustions (cachexie cancéreuse). La fièvre hectique, qui peut, sur la fin, se manifester, tient à des infections secondaires. Le malade sent, ici, ses forces s'en aller, il éprouve cette sensation de la vie qui va s'éteindre; le consomptif, au contraire, au milieu de la fièvre qui le dévore, par le fait de cette suractivité vitale, qui tient à sa constitution même, conserve cet espoir étonnant des phtisiques mourant au milieu des plus beaux projets et des plus beaux rêves, à l'instant même où ils se croient le mieux. Ce phénomène psychologique, constant dans la consomption, malgré une intensité variable, n'existe jamais dans la cachexie.

On ne confondra pas la consomption avec le début de maladies infectieuses. L'étude attentive des symptômes dont se plaint le malade permet d'éviter une erreur de diagnostic. L'élévation de la température se produira rapidement, et l'évolution de la maladie se caractérisera de plus en plus.

On ne confondra pas la consomption avec la simple courbature, cette dernière survenant rapidement à la suite d'un surmenage excessif, sans amaigrissement notable, et cessant par le repos immédiat.

Mais les deux maladies qui demanderont le plus d'attention, ce sont la chloro-anémie et la tuberculose.

On ne confondra pas la consomption avec la chloro-anémie. « Quand la consomption prend les « apparences de la chloro-anémie, on peut la caractériser d'un mot : c'est une dystrophie générale (1) ». Si, dans la consomption, nous trouvons une exagération des battements du cœur, indice de troubles circulatoires certains, des différences sensibles existent avec ceux de la chloro-anémie : 1° Les souffles vasculaires, si marqués et si caractéristiques de la diminution du nombre des globules

(1) Germain Sée, *Maladies du poumon*

dans la chlorose, manquent presque toujours dans la consomption, ou ne se manifestent, dans cette dernière, que par un bruit de claquement valvulaire plus fort ; 2° la circulation est plus accélérée ; 3° la dyspnée plus précoce dans la consomption. « Voici, « maintenant, la preuve positive de la dénutrition « qui frappe immédiatement la consomptive et « épargne complètement la chlorotique et l'ané- « mique : 1° La fatigue musculaire est précoce, « complète, c'est elle qui empêche la marche, sur- « tout sur un sol ascendant ; c'est aussi cette fatigue « musculaire produite par la dénutrition qui pro- « duit la dyspnée ; de sorte que la consomptive ne « peut plus exécuter les moindres mouvements « sans fatigue. 2° La peau, au lieu d'être décolorée, « pâle (par suite de la diminution de l'hémoglobine), « présente, chez la consomptive, une teinte gri- « sâtre, terne, avec rougeur vive des muqueuses. « 3° La menstruation, après certaines irrégularités, « se supprime chez la consomptive plus tardivement « que dans la chlorose, mais, alors, elle est totale- « ment et définitivement compromise. 4° La chlorose « est apyrétique (même à l'épreuve du travail) ; la « consomption est hyperthermique, indice de com- « bustions trop actives. 5° L'amaigrissement se « dessine dès le début dans la consomption, tandis « que dans la chlorose l'embonpoint se conserve « généralement. Au résumé, dans la consomption, « l'état des muscles, de la peau, les oxydations et « la nutrition générale, tout indique une déchéance « organique immédiate, qui, dans la chlorose, ne « frappe que le sang (1) ».

(1) Germain Sée, *loc. cit.*

On ne confondra pas la consomption avec la tuberculose pulmonaire au début. Les signes stéthoscopiques de la tuberculose n'existent pas dans la consomption, et la facilité relative avec laquelle on modifie cet état diathésique semble incompatible avec l'existence d'une tuberculose *en voie d'évolution.* Toutefois on comprend combien ici le diagnostic est parfois délicat, la consomption aboutissant fatalement à la tuberculose. C'est donc la plus forte objection que l'on fera aux observations que nous publierons. On prétendra que les gens que nous décrirons comme des consomptifs sont déjà en évolution tuberculeuse. Pourtant les échanges respiratoires présentent, même dans la tuberculose pulmonaire, des degrés d'intensité variables suivant que l'on a à faire à une tuberculose aiguë ou à une tuberculose à forme fibreuse (Albert Robin). Il existe donc des cas où, en plus de l'action du microbe, de nouveaux phénomènes se manifestent. Ne voit-on pas aussi des tuberculeux pulmonaires mourir presque, sans présenter de phénomènes de consomption. N'en voit-on pas vivre 10, 15, 20 ans avec leur mal et n'en finissant pas de mourir, comme on en voit qui meurent en quelques mois, en quelques semaines. N'en voit-on pas qui atteignent des températures de 39°, 40°, à côté d'autres dont la maladie évolue sans fièvre. Pourtant dans tous ces cas c'est le même germe produisant la même lésion. Pourquoi les effets sont-ils variés ? *Les effets sont variés parce que le terrain est différent, parce que dans un cas le germe est tombé et s'est développé sur un sujet atteint de diathèse consomptive, dans l'autre sur un sujet d'un tempérament, d'un état diathésique différent.*

Si l'on admet que le bacille suffit à diagnostiquer la tuberculose, il nous serait peut-être difficile de réfuter les objections qu'on nous fera; car qui n'a pas son bacille? Nous en respirons chaque jour. Strauss en trouve sur la pituitaire de gens les plus sains. « Sur 29 individus sains, ou du moins abso- « lument indemnes de tout soupçon de tuberculose, « mais séjournant plus ou moins longtemps dans « les salles d'hôpital, 9 hébergeaient le bacille de la « tuberculose, pleinement virulent dans les cavités « nasales (1) ». Dieulafoy en trouve dans les amygdales et le rhinopharynx de gens bien portants. S'ensuit-il qu'ici, tant microbien que l'on soit, on ait le droit de dire que ces gens sont des tuberculeux ? Ce serait suivant nous tomber dans une exagération extrême, car, pour être tuberculeux, il ne suffit pas du bacille, il faut qu'il évolue (2). Cette exagération des combustions organiques que nous rencontrerons chez les malades qui feront l'objet de nos observations ne ferait-elle d'ailleurs ici qu'indiquer une sensibilité plus grande du sujet à réagir sous l'influence du bacille ou de sa toxine, que cette sensibilité nous indiquerait qu'elle tient plus du terrain que du germe, puisque deux individus soumis à la même épreuve ne réagiraient pas de la même façon. L'observation clinique le prouve; il suffit de voir certains tuberculeux pulmonaires vivant des années sans fièvre, sans élévation de

(1) Fernand Bernheim, *Pour et contre du Sanatorium* (*Gazette hebdomadaire de médecine et de chirurgie*, nº 102, 22 décembre 1901.)

(2) Albert Robin, *Congrès de la tuberculose*, Londres, 1901.

température, sans grande augmentation des combustions et finissant ainsi par mourir plus de cachexie que de consomption. C'est donc bien dans la diathèse consomptive des phénomènes intrinsèques qui se produisent, et le bacille ne vient qu'au second rang et ne se développe et évolue que parce que le terrain lui convient et ne se défend pas contre lui.

Étiologie

En premier lieu nous devons placer l'hérédité, cette prédisposition organique naturelle transmise par le père et la mère dès le moment même de la conception. Puis viennent la tuberculose qui, par sa chronicité réagit sur l'organisme tout entier, « fait l'office d'un excitant constant de ces orga- « nismes éréthiques (1) », et le modifie dans le sens qui nous occupe : les maladies infectieuses de longue durée, à convalescence pénible qui, en déminéralisant l'économie, en font dans son ensemble un *locus minoris resistentiæ* : fièvre typhoïde, coqueluche, rougeole, influenza, etc. ; le refroidissement prolongé, les changements brusques de température, la fatigue, le surmenage, les privations de toute sorte, l'intoxication alcoolique, l'air confiné, la croissance exagérée, l'allaitement, etc., toutes causes capables d'agir directement ou secondairement sur le système nerveux et de modifier la vie dans le sens que nous avons indiqué.

(1) Albert Robin, *Indications prophylactiques de la phtisie pulmonaire* (*Bulletin médical*, n° 7, janvier 1902).

Rapport de la diathèse avec la tuberculose

La tuberculose est une maladie polinéoplasique de nature parasitaire; si elle est une dans son germe, le bacille, une dans sa production pathologique, le tubercule; elle est essentiellement individuelle dans son évolution, le terrain. L'observation clinique nous montre que tout individu peut devenir tuberculeux, mais elle nous montre aussi que certains organismes semblent y être plus spécialement prédisposés. La vie organique est identique pour tout homme; *ce qui crée des individualités, c'est l'intensité réelle ou possible plus ou moins grande des combustions organiques.* Ce serait donc, suivant nous, une erreur de croire à l'existence d'un terrain spécial propre à la tuberculose : il ne saurait y avoir qu'une prédisposition plus ou moins grande du terrain au développement et à l'évolution du germe, et *cette prédisposition réside dans l'intensité des combustions organiques.* Aussi émettons-nous cette proposition à laquelle l'observation clinique semble donner force de loi : « *La prédisposition à la réceptivité de la contagion tuberculeuse et la marche de la maladie sont en raison directe de l'intensité des combustions organiques et de l'activité des réactions chimiques et vitales qui caractérisent notre vie.* »

Nous allons rapidement chercher à établir la preuve de cette assertion par des considérations cliniques et physiologiques.

1) L'intensité des combustions prédispose à la tuberculose. Les observations que nous joignions à notre travail nous montreront que cette maladie se développe, en effet, très fréquemment, pour ainsi dire fatalement chez les consomptifs, gens à combustions vives, ainsi que le prouvent l'élévation de la température (Tétau), l'exagération des échanges respiratoires (A. Robin), l'augmentation du pouvoir diatermane de la peau (Leduc) ; depuis plus de dix ans notre pratique médicale n'a fait que nous confirmer dans cette manière de voir, et de plus nous croyons pouvoir diagnostiquer cette prédisposition par l'étude des symptômes que nous venons de décrire et notre méthode de mesure de l'intensité des combustions. Par contre, la tuberculose est relativement rare chez les arthritiques, gens à combustions lentes, ainsi que le prouvent l'abaissement de la température (Bouchard) et la diminution des échanges respiratoires (A. Robin). N'a-t-on pas voulu voir un antagonisme entre la tuberculose et l'arthritisme ou l'artério-sclérose si fréquente chez les neuro-arthritiques (Landouzy) ? Or, s'il n'y a pas antagonisme réel, il y a cependant une moindre prédisposition, car les gens menacés de goutte, gravelle, obésité, etc. sont des ralentis ; c'est donc par un phénomène inverse que les autres sont des prédisposés.

Ces combustions vives généralisées à toute l'économie agissent directement sur le poumon. Un organe constamment en suractivité est plus vulnérable qu'un organe dont le travail est normal. L'hypertension artérielle ne produit-elle pas secondairement des lésions valvulaires (Huchard) ? Or, « l'élévation de la température active la ventilation : « au lieu de 600 litres d'air par heure, les poumons « peuvent en absorber 1500 (1). » Cette exagération

(1) Charcot-Bouchard, *Traité de Médecine*, t. 1, p. 304.

de la fonction respiratoire entretient dans le poumon un état congestif intense. Les hémoptysies essentielles des consomptifs, si fréquentes chez les femmes au moment des règles, ne tiennent pas à autre chose qu'à ce surmenage fonctionnel, ainsi qu'à l'abaissement de la tension artérielle : il en résulte une facilité plus grande à se laisser infecter, puisque « neuf fois sur dix, ces hémoptysies « surviennent chez des femmes tuberculeuses ». (Marfan.)

Ces combustions vives produisent une déminéralisation intense, l'analyse des urines et des excretas le prouve ; l'organisme offre, dès lors, une moindre résistance à se défendre contre le germe morbide. Cette déminéralisation, qui existe en dehors de la tuberculose, peut être due soit à la diathèse consomptive elle-même, soit à des maladies infectieuses agissant secondairement, influenza, fièvre typhoïde, etc., et prédispose à la phtisie pulmonaire : « La « maladie paraît guérie... la fièvre reparaît... on « croit à une rechute... c'est une tuberculose aigue « ou une phtisie à marche plus ou moins rapide « qui se déclare » (Dieulafoy) (1).

2° *L'intensité des combustions règle la marche de la maladie.* Nos observations établiront ce phénomène.

Ne lisons-nous pas, d'ailleurs, que « la fièvre, « c'est-à-dire l'élévation de la température, est le « principal élément de pronostic de la phtisie. La « phtisie apyrétique est bénigne, s'améliore et « guérit ; la phtisie constamment fébrile est tou-

(1) Dieulafoy, *Manuel de pathologie interne*, tome II, 1888, page 552, (*fièvre typhoïde*).

« jours très grave et fatalement progressive (1) ». Or, la fièvre, qu'est-ce, en somme, sinon la résultante de combustions actives, de réactions organiques exagérées ? Ne voit-on pas des phtisiques condamnés à bref délai, vu la gravité de leurs lésions, tromper le pronostic fatal que l'on venait de porter et vivre encore des mois, sitôt qu'ils tombent sur le lit pour ne s'en plus relever ? C'est qu'alors involontairement ils économisent leurs réserves en diminuant leurs dépenses. N'en voit-on pas dont l'évolution est rapide avec des températures de 39° et 40°, et dont la marche de la maladie se ralentit sitôt que la température revient à la normale ? Que signifie cette chûte de la température suivie d'amélioration, sinon que cette dernière est due à une diminution ou à un ralentissement des combustions du sujet.

La tuberculose n'est-elle pas, d'une façon générale, d'autant plus grave qu'elle s'attaque à un organe dont les réactions sont plus vives ? Le lupus est moins grave que la tuberculose ganglionnaire ; celle-ci moins grave que la tuberculose péritonéale; celle-ci moins grave que la pulmonaire. Or, les réactions de la peau sont moins actives que celles des ganglions, celles-ci moins actives que celles des séreuses, ces dernières moins actives que celles du poumon.

N'est-ce pas en diminuant les combustions que, dans les tuberculoses locales, on arrive à guérir ? L'immobilisation et la compression dans les tumeurs

(1) Charcot-Bouchard, *Traité de médecine*, tome IV, page 723.

blanches agissent en diminuant l'afflux du sang et par là même les réactions locales. Une simple considération pathologique le prouve : un membre paralysé, privé de mouvement, est moins chaud qu'un membre sain.

Le traitement hygiénique, si savamment dirigé dans les sanatoriums, n'est-il pas peut-être trop inconsciemment dirigé contre l'exagération des combustions des malades? « Tout travail de l'orga- « nisme entraîne une dépense d'énergie. Cette « exagération prend sa source dans les combustions « profondes et les réactions chimiques qui s'effec- « tuent dans l'intimité des tissus ; il en résulte une « usure organique plus ou moins considérable, « qu'on peut, jusqu'à un certain point, réduire en « diminuant le travail (1) ». Or, ce repos de 11 heures de lit ou de sommeil, augmenté de 6 à 7 heures de doux farniente au grand air, sur une chaise longue, coupé de quelques promenades lentes et courtes, que produit-il, sinon un ralentissement des combustions, ainsi que le prouve l'abaissement rapide de la température. Le régime alimentaire lui-même n'a-t-il pas pour effet de réduire au minimum la fonction digestive avec le maximum d'effet.

Nous pourrions multiplier ces considérations; mais celles que nous venons de faire nous semblent suffisantes pour montrer la justesse de la proposition que nous voulions établir. Aussi nous borne-

(1) A Robin, *Traité de thérapeutique appliquée (Traitement de la phtisie,* fascicule VIII, page 241.)

rons-nous là sur ce sujet au point de vue clinique et physiologique.

Si, jetant un coup d'œil d'ensemble sur la vie humaine en général, nous voyons d'un côté les arthritiques, de l'autre les consomptifs, qui forment par les différents degrés de leur état diathésique, dont les combustions vont graduellement en augmentant d'intensité, comme les anneaux d'une même chaîne morbide, nous y trouvons l'explication naturelle de tous les cas de tuberculose à prime abord si différents dans leur marche et leur évolution. Nous y voyons aussi que le traitement de la tuberculose ne saurait être un, mais devra varier suivant que cette maladie se développera dans l'un ou l'autre des anneaux. Nous y voyons aussi comment il se fait que les traités de médecine signalent des guérisons avec les remèdes les plus contradictoirs, comment aussi un même traitement appliqué dans tous les cas donnera des résultats déplorables à côté d'autres pour ainsi dire surprenants.

L'étude sur la diathèse consomptive que nous venons de faire nous montre aussi que, même dans les cas qui semblent les plus défavorables à la guérison, en se basant sur l'étude des combustions organiques, on pourra, en les diminuant, ramener cet état dans les conditions les moins favorables à la marche de la tuberculose, et justement confiant dans cette constatation clinique que la tuberculose guérit plus souvent qu'on ne croit, que c'est la plus curable de toutes les maladies chroniques (Grancher), on devra espérer qu'un traitement rationnel, dirigé dans le sens que nous indiquons pour diminuer ces réactions trop vives, permettra à la nature de se débarrasser de ce germe morbide. C'est du moins ce à quoi nos observations personnelles nous ont conduit en faisant tomber la mortalité par tuberculose dans notre clientèle du 5e au 12e à peine des décès.

Bactériologie

Nous avons cherché à voir si des expériences de laboratoire concorderaient avec ce que l'observation clinique semblait nous prouver.

C'est à cette étude que nous consacrerons ce chapitre.

Étant donnés les enseignements que la clinique nous fournit, à savoir que dans l'équation biochimique, qui caractérise la nutrition dans la diathèse arthritique, les composés et les dérivés de l'acide urique dominent, tandis que dans la diathèse consomptive c'est l'inverse, nous avons prié M. le docteur Rappin, professeur de bactériologie à l'École de Médecine de Nantes, de vouloir bien diriger, avec sa compétence toute spéciale, les expériences suivantes, montrant : 1° l'influence du milieu de culture (le terrain) ; 2° l'influence de la température de ce milieu sur le développement du bacille de la tuberculose.

Nous reproduisons textuellement les résultats qu'il a bien voulu nous communiquer.

Expérience mise en train le 9 janvier 1902. Ensemencement au moyen d'une culture du 31 décembre 1901, c'est-à-dire au 9e jour = très vivace.

Trois séries de ballons sont ensemencées (bouillon de veau glycériné). Chacune des trois séries comprend quatre ballons : deux ballons témoins et deux ballons additionnés de 0gr,50 d'urée (1).

Chaque ballon contient 100 grammes de bouillon.

Chacune des séries est mise à l'étuve, l'une à 38°, la seconde à 37°, la troisième à 36°. Les trois étages de l'étuve accusent nettement la différence de un degré.

Nota. — La première série est appelée :

T, T' pour les ballons témoins ;
U, U' pour les ballons additionnés d'urée.
La seconde série :
t, t' les témoins ;
u, u' les ballons à urée.
La troisième série :
θ, θ' les témoins ;
γ, γ' les ballons à urée.

Tous les bouillons sont ensemencés avec la même culture, dans les mêmes conditions, sauf toutefois que quatre des témoins *T', t*, θ, θ', sont de dimensions beaucoup plus grandes que les autres ballons. (Cette observation est nécessaire, car je remarque que dans ces grands ballons le développement est souvent plus rapide et mieux assuré.)

La mise à l'étuve a eu lieu le 9 janvier et l'examen des cultures pratiqué de 6 en 6 jours environ.

Nous donnons le résultat des examens en les classant sous trois tableaux différents :

1er tableau. — Terrain physiologique favorable : bouillon glycériné.

(1) Nous avons ainsi deux milieux que nous pouvons regarder comme représentant les termes extrêmes des différents terrains physiologiques (Tétau).

2e tableau. — Terrain défavorable : bouillon additionné d'urée.

3e tableau. — Comparaison des milieux divers aux températures extrêmes : soit culture pure à 38° et culture à urée à 36°.

PREMIER TABLEAU

Bouillon glycériné (Terrain favorable au développement du bacille)

8e JOUR	16e JOUR	21e JOUR	UN MOIS
Étuve à 38°			
T : n'a pas bougé.	Presque rien.	Presque rien.	Presque tout couv.
T' : vient très bien (5 francs).	Tout couvert.	Développement complet, même sur les bords.	Complet, monte sur les bords, commence à se noyer.
Étuve à 37°			
t : beau développement.	Tout couvert.	Développement achevé.	Développement complet.
t' : vient très bien (1 franc).	Bientôt couvert.	Presque achevé.	Développement complet.
Étuve à 36°			
θ : développement 1 franc.	Vient bien, mais moins que T, t, t' qui sont à 37 et 38°	Pas encore couvert.	Seulement couvert.
θ' : développement 1 franc.		Pas encore couvert.	Seulement couvert.

Réflexions. — D'un façon générale le développement a suivi l'élévation de la température du milieu, surtout si l'on considère les températures extrêmes.

DEUXIÈME TABLEAU

Bouillon glycériné additionné d'urée (Terrain défavorable)

8e JOUR	16e JOUR	21e JOUR	UN MOIS
Étuve à 38°			
U : urée oublié à l'ensemencement.			
U' : dévelop. 0 fr. 50.	Dévelop. de 1 fr.	Stationnaire.	Stationnaire.
Étuve à 37°			
u : dévelop. 1 fr. à peine.	2 francs, pellicule mince, maigre.	id.	id.
u' : dévelop. presque nul.	Presque nul.	id.	id.
Étuve à 36°			
γ : à peu près rien.	0 fr. 50.	id.	id.
γ' : à peu près rien, pellicule mince.	Pellicule mince et friable.	id.	id.

Réflexions. — Ici encore le développement du bacille a suivi, surtout aux limites extrêmes des températures, une marche en rapport avec l'élévation de la chaleur, mais dans tous les cas a cessé d'évoluer même à 38°.

TROISIÈME TABLEAU

Résultats comparatifs des milieux extrêmes et des températures extrêmes

8e JOUR	16e JOUR	21e JOUR	UN MOIS
Étuve à 38°			
T : n'a pas poussé.	Presque rien.	Presque rien.	Presque tout couv.
T' : vient très bien (5 fr.).	Tout couvert.	Dévelop. complet, même sur les bords.	Complètement couvert, commence à se noyer.
Étuve à 36°			
γ : à peu près rien.	0 fr. 50.	Stationnaire.	Stationnaire.
γ' : à peu près rien, pellicule mince.	Pellicule mince et friable.	id.	id.

Dans ce tableau, tenant compte à la fois du milieu et de la température, on voit que le développement du bacille a été en raison directe de la moindre quantité d'urée (nature du terrain) et de l'élévation de la température.

Nous n'avons pas l'intention de tirer une conclusion de ces quelques expériences; il les faudrait plus nombreuses, mais il n'en paraît pas moins y avoir une coïncidence frappante avec les résultats cliniques et, à cet égard, elles sont dignes d'attention.

Traitement

Le traitement sera à la fois hygiénique et médicamenteux. On devra l'instituer de bonne heure, dès le berceau quand il y aura hérédité, car souvent la santé dépend de la façon dont on a passé les premières années de son existence. D'ailleurs, c'est à ce moment surtout que l'enfant est le plus facile à modifier dans sa constitution et à diriger dans son évolution future. L'allaitement sera le sein, mais à condition que la nourrice soit d'un tempérament différent, car le lait est non seulement un aliment nutritif, mais c'est encore un aliment vivant ayant subi les influences de l'organisme qui l'a secrété. Une femme qui est menacée des troubles que nous avons décrits ou qui a déjà eu des manifestations morbides ne devra pas nourrir, car l'allaitement doit être dans ce cas considéré comme une cause prédisposante à réveiller la diathèse endormie. Plus tard dans l'adolescence, au premier indice de ces troubles, le repos devra être complet et immédiat : non pas un repos au lit, dans un air confiné, mais au grand air avec peu de marches, pas de jeux bruyants, pas de travaux manuels ni intellectuels, cela pour diminuer les pertes de l'organisme.

En même temps nous soumettrons ces malades à un régime alimentaire léger mais très nutritif et fortifiant, d'une digestion et assimilation facile, en insistant surtout sur la viande crue, les jaunes d'œuf, les corps gras, l'huile de foie de morue ou ses succédanées, autorisant aussi l'usage du vin, de la bière, du café et du thé léger après les repas.

Si la température tend à s'élever et à se maintenir nous aurons recours aux sédatifs nervins, et les remèdes par excellence qui contribueront le plus à abaisser les échanges organiques et la température qui en résulte, ce seront les bromures de sodium et de camphre, à dose continue, même progressive jusqu'à effet, alternant de 8 en 8 jours avec l'arseniate ou les cacodylates de soude, ces médicaments dont avec tant de justesse Armand Gauthier a montré l'action favorable sur la nutrition.

On luttera en même temps contre la déminéralisation du corps par l'emploi journalier du glycérophosphate de chaux. De la sorte les échanges organiques diminueront d'intensité, les phénomènes morbides inquiétants rentreront dans l'ordre dans un espace variant de un à deux mois.

Mais, une fois mieux, le malade ne doit pas oublier que la crise aiguë passée, *la tendance reste* vers ces mêmes phénomènes : aussi devra-t-il être prévenu. Ce sera à lui de se surveiller, de se peser souvent, de s'observer, de prendre parfois sa température, afin de recommencer le traitement sans tarder, au moindre indice d'un réveil de cet état diathésique.

OBSERVATIONS CLINIQUES

Nous classerons nos observations de la façon suivante sous quatre titres différents :

1° Les consomptifs non tuberculeux.

2° Les consomptifs devenus tuberculeux.

3° Les arthritiques tuberculeux chez lesquels on trouve parfois de l'hérédité collatérale.

4° Les arthritiques tuberculeux sans tare.

CHAPITRE PREMIER

Consomptifs non tuberculeux

Observation I

Mme S., 32 ans. Bonne santé habituelle, mais inaptitude permanente à un travail physique soutenu. Pas de maladies antérieures sérieuses. Pas d'antécédents héréditaires directs certains; une sœur morte de phtisie pulmonaire; un oncle mort de la même maladie; mère morte languissante ? à 65 ans de bronchite chronique? grossesse il y a 2 ans (1899).

Le 25 juin 1901, étant, par suite du départ d'une domestique, obligée de se livrer à un travail plus considérable, consistant à faire les moissons, elle se trouve fatiguée, essouflée. Il y a de la courbature, des sueurs au moindre effort, diminution dans l'appétit, ne marche que par l'énergie qui la soutient. Nous la voyons le 15 août. Les phénomènes morbides ci-dessus sont caractéristiques et ont toujours été en augmentant : la peau est chaude, les mains humides, le cœur bat à 90 pulsations à la minute, la respiration est à 20 $\left(\frac{P}{R} = \frac{90}{20} = 4.5\right)$. Il y a eu amaigrissement de 14 livres en 10 semaines. La température moyenne est de 37° 8, la vitesse ascensionnelle donne 100, total 478 ; les urines sont chargées de sels et de phosphates. L'auscultation est normale, la percussion normale ; il n'y a ni toux, ni expectoration ; pas de glandes au cou, rien à l'estomac, ni au foie ; les intestins fonctionnent librement, les règles sont régulières, mais moins abondantes. Nous la considérons comme une consomptive et la traitons comme telle : la guérison survient en six semaines avec l'embonpoint. La température descend à 36° 8 et s'y maintient. $I = T\ 36°\ 8 + V\ 88 = 456$. Depuis, traitement hygiénique seulement, sans rechute.

Observation II

Mlle P., 18 ans, pas d'antécédents maladifs ; aspect extérieur chétif ; réglée régulièrement ; attribue son état de malaise à un refroidissement brusque et prolongé, subi pendant quatre heures au bord de l'eau. Se plaint de maigrir et d'avoir la fièvre. Température moyenne, 37°8. $I = T\ 37°8 + V\ 95$, total 473. Il y a essouflement, courbature, fatigue musculaire rapide à la marche, sueurs. Ni toux, ni expectoration ; respiration et auscultation normales. Le pouls est à 100, la respiration à 22, ce qui donne $\frac{100}{22} = 4.5$ à la minute. Nous la voyons en juillet 1901 ; la peau est chaude, l'appétit diminué, il y a amaigrissement de 4 livres depuis 6 semaines; les urines renferment des sels en abondance, l'estomac et les intestins fonctionnent librement. Nous la traitons comme consomptive. Les phénomènes morbides aigus disparaissent en six semaines. Guérison apparente fin août. Depuis, la santé se maintient. $I = T\,362 + V\,84$, total 446.

Observation III

du Docteur Heurteaux, de Nantes

Jeune fille de 18 ans, se dit faible et un peu amaigrie. La température, le soir, atteint 37° 9. Il y a essoufflement et fatigue musculaire continue au moindre effort. Rien à l'auscultation. Traitement approprié pendant plusieurs mois. Guérison maintenue depuis trois ans.

Observation IV

O..., 12 ans, pas d'antécédents héréditaires directs, mais tante morte de tuberculose pulmonaire, vient nous trouver en avril 1901 : se plaint de maigrir, de fatiguer au travail; sensation de chaleur accompagnée d'essoufflement au moindre jeu bruyant. L'appétit est diminué, les urines sont chargées, la température moyenne est de 37° 8. Ni toux, ni expectoration. L'aspect extérieur laisse à désirer, l'enfant grandit rapidement, la musculature est peu développée, la peau est chaude au toucher, le pouls bat à 95, la respiration est à 23 $\left(\frac{95}{23} = 4.13\right)$. On ne peut attribuer ces phénomènes qu'à une fatigue survenue à l'école, où l'enfant, très vif, se livre à des jeux fatigants. Traité comme consomptif, la guérison est obtenue en cinq semaines, et, depuis, se maintient, grâce à un traitement hygiénique.

Observation V

Jeune fille de 21 ans, apparence extérieure grasse, teint florissant, ni toux, ni expectoration. Réglée régulièrement, mais peu abondamment. Père et mère morts tuberculeux vers 48 et 50 ans. Sur huit frères et sœurs : deux morts en bas âge de méningite, trois morts entre 17 et 20 ans de tuberculose pulmonaire à marche rapide. Elle venait de soigner et de perdre un frère mort en cinq mois de phtisie pulmonaire. Justement inquiète pour elle-même, cette jeune fille venait nous demander conseil : il était 7 heures du matin. On constate un amaigrissement de 8 livres depuis 6 semaines; la peau est chaude, le pouls et la respiration sont précipités; il y a moiteur de la peau; des sueurs au moindre effort, inaptitude au travail, essouflement. Les urines laissent déposer des sels. La température est de 37° 8 le matin. $I = T\,37°8 + V\,105$, total 483. Prise cinq jours de suite à la même heure, elle s'y maintient. C'est une consomptive héréditaire. Soumise à la fois à un traitement hygiénique et médicamenteux, les phénomènes morbides disparaissent en deux mois, l'appétit revient, la température s'abaisse et se maintient à 36°7. $I = T\,36°7 + V\,80$, total 447. Depuis, grâce à de simples précautions hygiéniques, la guérison persiste.

Observation VI

Jeune fille de 15 ans. Rhumes et bronchites fréquents, mère morte de tuberculose pulmonaire ;

sœur également morte, à 20 ans, de tuberculose. Tousse peu ; l'auscultation est normale à l'oreille et à la percussion ; se plaint de maigrir, d'avoir la fièvre ; il y a fatigue, essoufflement, sueurs à l'effort, inaptitude au travail musculaire ; la peau est chaude, la température moyenne est de 37°7 ; l'intensité des combustions donne 473. Les fonctions digestives et intestinales sont normales, les urines chargées. C'est une consomptive héréditaire. Traitée comme telle pendant 7 semaines, la guérison se produit et se maintient depuis plus d'un an, grâce à de simples précautions hygiéniques.

Observation VII

Fillette de 12 ans. Père mort tuberculeux, ainsi qu'un frère de 30 ans. Apparence chétive, membres grêles, teint pâle avec rougeur vive des pommettes et des muqueuses. L'enfant, dont l'appétit est capricieux, ne se développe pas. Nous la voyons en septembre 1901. Elle se plaint de fatiguer et d'être essoufflée ; il n'y a pas d'amaigrissement, mais pas de développement du corps ; c'est un état stationnaire contraire à la loi de l'évolution naturelle. La température n'est que de 37°, mais, soumise à l'épreuve du travail, soit une course, soit un jeu long et fatigant, l'enfant atteint, le soir, une température de 38°, l'intensité des combustions donne 480. L'auscultation est négative comme lésion ; ni toux, ni expectoration. C'est une consomptive à l'état latent, avec tendance à des phénomènes aigus. Traitée pendant 3 mois, la guérison survient, le corps se développe et prend du poids. En novembre, l'épreuve du travail ne donne plus qu'une élévation de température de 37°3 le soir, la température, le matin, étant seulement de 36°5.

Observation VIII

Albert Robin (*Bulletin médical*, 1901, page 255)

Sur 11 garçons ou filles examinés depuis 1896, fils et frères de tuberculeux, 7 présentaient des échanges respiratoires exagérés.

Observation IX

Dlle A..., 8 ans, pas d'antécédents héréditaires ; phénomènes aigus de consomption survenant deux mois après une coqueluche bénigne : fatigue, essoufflement, amaigrissement, diminution dans l'appétit. Température moyenne, 37°6. Traitée pendant un mois, la guérison survient rapide et se maintient sans rechute depuis plus de dix-huit mois.

Observation X

M. G..., 19 ans. Antécédents héréditaires directs, mère morte tuberculeuse, frère mort tuberculeux ; ne tousse pas, ne crache pas, auscultation normale. Pouls, 110 ; respiration 25 à la minute. Teint pâle, apparence chétive, taille 1m76 ; ne se dit pas malade, mais se plaint d'être fatigué, de maigrir. Il y a essoufflement, fatigue musculaire et sueur au moindre effort ; la peau est chaude au toucher, la respiration et le pouls sont accélérés ; le thermomètre atteint, le soir, 37°8 ; l'amaigrissement a été de 5 livres en six semaines. Soumis au traitement, l'amélioration survient en deux mois. Le jeune homme reprend le cours de ses occupations, travaux des champs. Rechute au bout de six mois ; l'amaigrissement reprend, la fatigue se fait rapidement sentir, l'appétit se perd, les forces diminuent, l'essoufflement reparaît ; le thermomètre ne dépasse pas 37°2 le soir, mais la peau est brûlante, l'ascension de la colonne mercurielle extrêmement rapide. Soumis de nouveau au traitement, la guérison survient en un mois et se maintient, grâce à des précautions hygiéniques suivies.

Observation XI

Mlle G..., 21 ans, pas d'antécédents héréditaires. Travaille au tissage, à l'air humide de la cave : est prise, en mars 1898, de fatigue, courbature, faiblesse, amaigrissement, sans toux ni expectoration, a maigri de 8 livres en 10 semaines quand nous la voyons. La température est de 37°6, le pouls à 98, la respiration à 23. Traitée pendant deux mois, la guérison survient et se maintient deux ans sans rechute.

Elle se marie en juin 1900 ; a un enfant en avril 1901, le nourrit ; au bout de quatre semaines, les mêmes phénomènes morbides réapparaissent plus intenses que la première fois : la température atteint le soir 38°. L'enfant ne profite pas, le lait est pâle et clair, les urines sont chargées de sels. Pas de toux, pas d'expectoration, mais lassitude extrême, impuissance au travail musculaire. On fait cesser l'allaitement et on institue le traitement ; la guérison survient eu deux mois et se maintient depuis sans rechute.

CHAPITRE II

Consomptifs tuberculeux

OBSERVATION XII

M. D., 14 ans : enfant intelligent, pâle, peu développé, membres grêles, santé d'apparence normale, ni rhume ni bronchites antérieurs : pas de maladies sérieuses dans les antécédents. Hérédité tuberculeuse collatérale, plusieurs oncles et tantes morts de phtisie. Surmenage physique et intellectuel à l'école. Nous le voyons en novembre 1900 ; depuis un mois l'enfant a grandi de 5 centimètres, mais en même temps il perd l'appétit, devient plus pâle ; langue légèrement blanche le matin au lever, fatigue au moindre effort, travail physique très pénible ; essoufflement à la marche ; pouls augmenté de rapidité ainsi que la respiration, amaigrissement progressif coïncidant avec une température moyenne de 37°8. Pas de toux, pas d'expectoration, pas de ganglions au cou ; selles normales, urines plus abondantes et fortement chargées : altération, peau chaude. A l'auscultation aucun signe pathologique : rien à la percussion. Jusqu'au mois de mai 1901, état stationnaire avec alternative de mieux et de pire, suivant que l'enfant suit un régime plus ou moins sévère et observe un repos plus complet. Puis au 15 mai on commence à entendre un léger souffle dans l'épaule gauche ; quatre jours après, un souffle à droite. Il se déclare une granulie aigüe évoluant rapidement et emportant l'enfant en quatre semaines avec des températures vespérales de 39° et 40°

Observation XIII

Mlle H., 17 ans, vue au mois de mars 1901, se plaint, depuis six semaines, de fatigue, faiblesse, courbature, diminution dans l'appétit, essoufflement. Réglée régulièrement, ni toux ni expectoration, peau chaude, croissance rapide depuis six mois, amaigrissement lent mais progressif, six livres en sept semaines. Température moyenne 37°8. Soumise à un traitement sévère, les phénomènes aigus disparaissent en six semaines. Cessation de tout traitement et reprise du travail. Les phénomènes consomptifs reparaissent en juillet. Traitement moins bien suivi. Après des alternatives de mieux et de plus mal, la jeune fille est emportée fin août par une méningite tuberculeuse avec lésions légères dans la poitrine.

Observation XIV

du docteur Heurteaux, de Nantes

Homme de 55 à 58 ans. Père et mère morts âgés, indemnes de tuberculose. A une sœur morte jeune, de tuberculose. Existence très occupée. Cet homme avait toujours la peau chaude, les mains brûlantes; le pouls à 90-95 pulsations. Il éprouvait une telle sensation de chaleur, que l'été il était contraint, pour dormir, de se placer à peine vêtu dans un courant d'air. Marié à un âge avancé, il en est résulté sans doute un surcroît de fatigue : devenu alors tuberculeux, la maladie a évolué très rapidement.

OBSERVATION XV

du docteur HEURTEAUX, de Nantes

Jeune homme, 28 à 30 ans, vu en consultation avec le docteur Rouxeau, père, de Nantes. Signes de consomption : amaigrissement, affaiblissement extrême, fièvre presque continue de 37°5 à 38. Malgré l'examen le plus soigné de la poitrine, on ne trouve absolument rien à l'auscultation pendant six semaines. Puis un certain jour on perçoit une petite zone de fins craquements dans la fosse sus-épineuse et rapidement les poumons sont largement envahis. Mort en quelques semaines.

OBSERVATION XVI

Dlle C., 19 ans, réglée régulièrement, ne tousse pas; rien dans les antécédents héréditaires à notre connaissance. Obligée de se surmener par suite d'une longue maladie dont sa mère était atteinte, elle commence à sentir de la fatigue, de la courbature, une faiblesse générale. Il y a perte de l'appétit, essoufflement, amaigrissement lent mais continu. La température le soir ne dépasse pas 37°3 mais atteint très rapidement son maximum. Les urines sont chargées. Les phénomènes vont en augmentant d'intensité pendant six mois : la température commence à dépasser 37°5, pas de toux, puis au bout de cinq nouvelles semaines se déclare une granulie aiguë emportant la malade en un mois.

Observation XVII

Albert Robin (*Bulletin médical*, 1901, page 252)

Garçon, 18 ans, examiné en 1896, fils et frère de tuberculeux, présente des échanges respiratoires exagérés. Deux ans plus tard ce jeune homme dont la santé n'avait jamais inspiré de réelles inquiétudes, les poumons souvent examinés paraissant absolument sains, était emporté en quelques mois par une tuberculose pulmonaire aiguë.

CHAPITRE III

Arthritiques tuberculeux chez lesquels on trouve parfois de l'hérédité collatérale

Les individus ici sont issus de père et mère arthritiques. Ils sont généralement gras et présentent au point de vue de l'assimilation le caractère du tempérament arthritique, en ce sens qu'elle est facile; parfois on trouve un oncle ou une tante qui sont morts lentement de tuberculose. Le système nerveux est encore ici touché mais légèrement: ces gens représentent pour nous le type des lympho-arthritiques de Léon Leriche (1); ils sont atteints plus fréquemment de scrofule que de tuberculose pulmonaire. Nous allons en citer quelques cas, au point de vue de la phtisie pulmonaire seulement.

(1) Docteur Leriche, directeur du Sanatorium de Meug-sur-Loire (Loiret).

Observation XVIII

H., 30 ans, début de la maladie en 1896. Père et mère arthritiques, gras; la mère a eu des coliques hépatiques. On trouve un oncle mort en trois ans de tuberculose pulmonaire et péritonéale. La maladie a débuté par la grippe à forme de congestion pulmonaire; il n'y a pas d'amaigrissement notable depuis cinq ans : l'appétit est conservé, l'essoufflement peu marqué, le travail relativement facile, pas de sueurs la nuit, toux persistante le matin, peu de crachats (on y trouve le bacille) craquements secs dans la région scapulaire droite, plus humides au sommet, traitement par la créosote, amélioration lente, état stationnaire depuis deux ans : le malade n'a jamais eu d'élévation de température.

Observation XIX

Abbé G..., fils de père et mère arthritiques ; on trouve une tuberculose fibreuse chez un grand-oncle. Début de la maladie, février 1894 ; toux sèche, craquements dans le sommet du poumon gauche ; a continué ses études au collège et au grand séminaire. Cette vie sédentaire a nuit au traitement hygiénique et médicamenteux ; pas de fatigue, pas d'essoufflement appréciable pendant les premières années de la maladie jusqu'en 1898, puis l'amaigrissement commence mais lentement, sans élévation de température, sans fièvre ; les lésions pulmonaires augmentent peu à peu. L'analyse des crachats révèle de nombreux staphylocoques et streptocoques et le bacille de la tuberculose. L'appétit est conservé. Le jeune homme meurt en décembre 1901, sept ans après le début du mal.

Observation XX

D..., 24 ans, réformé du régiment pour bronchite spécifique ; fils de neuro-arthritique ; attribue son mal à un rhume attrapé dans une marche militaire sous la pluie. La température se maintient à 37° quand nous le voyons, tousse peu, crache peu ; le bacille existe dans les crachats. Il n'y a pas d'amaigrissement, pas d'essoufflement, pas de sensation de fatigue musculaire, appétit excellent, difficile à satisfaire : le malade ayant toujours faim, Traité pendant six mois, guérison apparente, état de santé maintenu sans rechute depuis un an. Le malade avait perdu une tante de phtisie pulmonaire.

CHAPITRE IV

Arthritiques devenus tuberculeux

Observation XXI

D^lle^ B..., 16 ans, réglée régulièrement. Influenza en 1900, bronchite consécutive ; craquements dans le sommet droit en avant ; tousse peu, crache peu, pas d'amaigrissement, fille de père et mère arthritiques ; aucun antécédent latéral ni direct. La température ne dépasse jamais 36°,5 ; l'appétit est conservé, pas de sueurs, pas d'essoufflement, peut continuer à travailler. Traitée pendant huit mois ; guérison apparente maintenue depuis sans rechute.

Observation XXII

M. D..., 32 ans, fils et frère d'arthritique, craquements au sommet du poumon gauche, continue son travail, sans fatigue, sans essoufflement, pas d'amaigrissement ni de sueurs, appétit excellent. Le bacille existe dans les crachats. Traité pendant cinq mois, guérison apparente, plus de toux ni d'expectoration. Depuis trois ans la guérison s'est maintenue.

CONCLUSIONS

Puissions-nous, par ce travail, avoir réussi à prouver que la consomption, comme l'arthritisme, est une maladie de la nutrition, existant par elle-même et indépendante de la tuberculose. Puissions-nous surtout avoir montré que par la thermométrie il est possible de dépister cet état.

Puissions-nous aussi avoir montré que ce qui règle l'évolution de la tuberculose c'est l'intensité des combustions organiques, les réactions chimiques et vitales de l'individu, en un seul mot la nature du terrain.

Ce sera un grand point pour la prophylaxie et la guérison d'une maladie qui tue le quart de l'espèce humaine.

BIBLIOGRAPHIE

Charles Bouchard. — Maladies par ralentissement de la nutrition, 2e édition, 1885.

Charcot-Bouchard. — Traité de médecine, 1891.

Dr Tétau. — Méthode de diagnostic précoce du terrain de prédisposition à la tuberculose pulmonaire par l'étude de la température moyenne (Bulletin de la Société de thérapeutique de Paris, nos 8 et 10, 1901).

Leduc, de Nantes. — Courbes d'ascension thermométrique. Compte rendu de l'Académie des sciences, 25 mars 1901.

Albert Robin et Maurice Binet. — Condition et diagnostic du terrain de la tuberculose pulmonaire (Bulletin médical, no 22, 1901 no 7, 1902.

Mathias Duval. — Traité de physiologie, 6e édition.

Mollière. — De l'élévation de la température centrale dans la chlorose, Société de médecine de Lyon (Lyon médical, 10 décembre 1882, 8 février 1885).

Dr Tétau. — Phtisie et tuberculose pulmonaire (Archives médicales d'Angers, no 11, 1901).

Marfay. — Société de biologie, 16 mai 1891.

Germain Sée. — Maladies du poumon.

Fernand Bernheim. — Pour et contre du sanatorium (Gazette hebdomadaire de médecine et de chirurgie, no 102, 1901.

Albert Robin. — Congrès de la tuberculose, Londres, 1901.

Dieulafoy. — Manuel de pathologie interne, tome II, 1888.

Albert Robin. — Traité de thérapeuthique appliquée (Traitement de la phtisie, fascicule VIII).

Rappin, de Nantes. — Action de l'urée sur les cultures en bouillon du bacille de la tuberculose (Bulletin médical, no 96, 1901).

Angers, imp. Germain et G. Grassin. — 837-2

www.ingramcontent.com/pod-product-compliance
Ingram Content Group UK Ltd.
Pitfield, Milton Keynes, MK11 3LW, UK
UKHW031958260826
14628UKWH00005B/2136